FÉLIX - MARIE

CORTYL

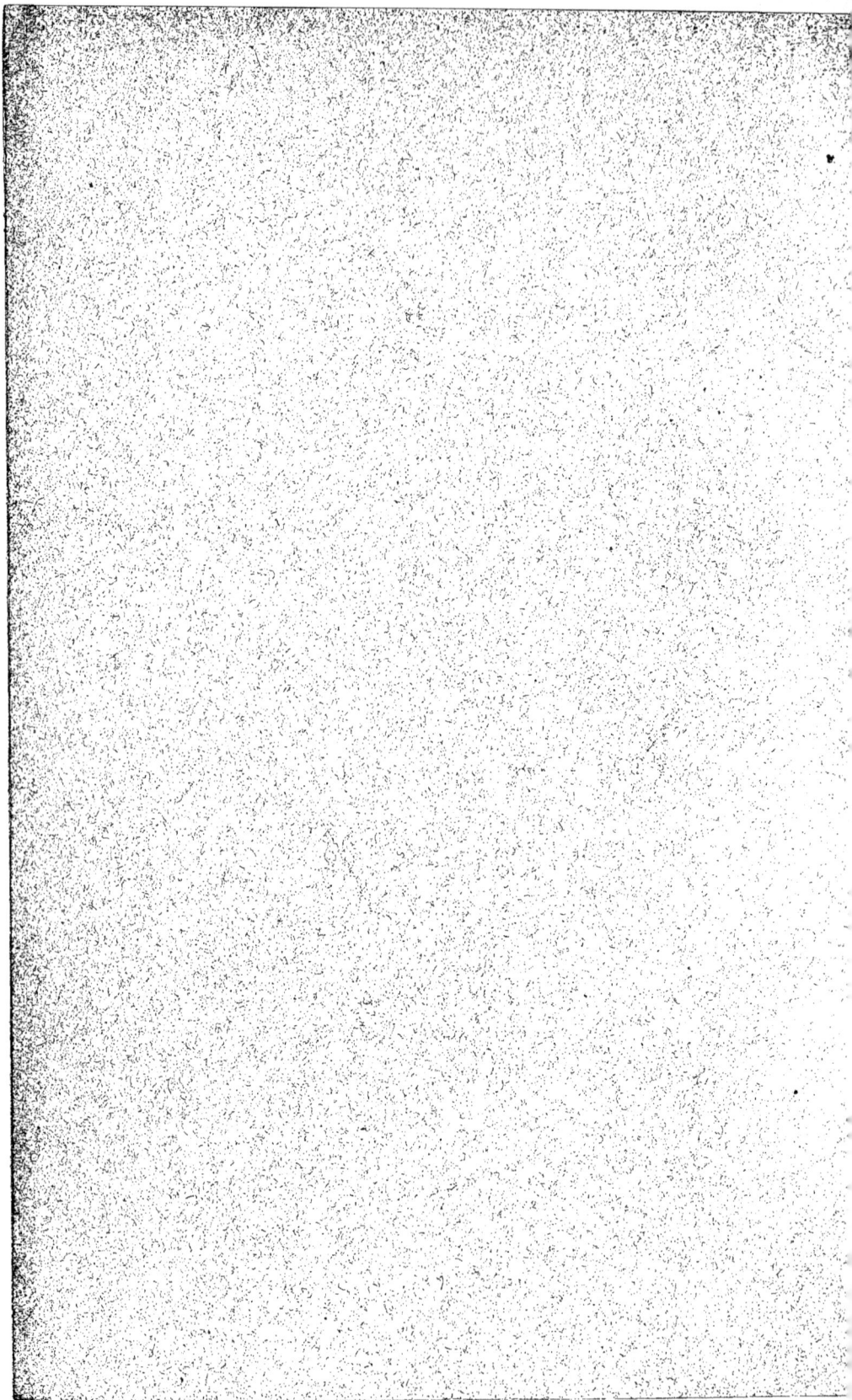

FÉLIX CORTYL

CAPITAINE DE MOBILES.

FÉLIX - MARIE

CORTYL

CAPITAINE DE MOBILES,

TUÉ AU COMBAT DE VERMAND

Le 18 Janvier 1871.

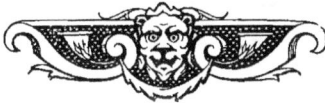

Vingt ans ont passé depuis 1871, laissant au cœur de ses anciens compagnons d'armes, de ses amis et de ses parents, aussi vivant qu'aux sombres jours de l'année terrible, le souvenir des qualités de l'esprit et de l'âme du Capitaine Cortyl. Sa mère et ses frères ont pieusement gardé la mémoire des moindres détails de la vie, trop courte hélas, de celui qu'ils ont tant aimé et qu'ils pleureront toujours. Ils n'auraient point songé à les retracer si une circonstance toute particulière ne les y avait amenés.

A l'occasion de la célébration du cinquantenaire de la fondation de la maison d'éducation où Félix avait été élevé, on eut la pensée d'écrire le Livre d'Or de l'Institution de Marcq. Le nom du Capitaine Cortyl, tombé glorieusement en défendant la France, méritait d'y être inscrit ; on demanda à la famille quelques notes biographiques. En les traçant, celui que rattachait à Félix les liens les plus étroits du sang et du cœur, qui fut son compagnon de jeux, d'études et de dangers, ne put contenir le flot des souvenirs qui se pressaient en foule sous sa plume ; de là l'origine de ces quelques pages destinées aux seuls membres de sa famille. Les aînés seront heureux de voir revivre un instant la belle et noble figure de Félix ; aux plus jeunes elle servira d'exemple et de modèle.

Eugène CORTYL.

Bailleul, le 18 Janvier 1891.

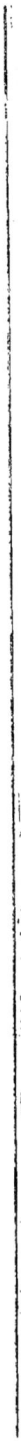

FÉLIX CORTYL.

FÉLIX-MARIE CORTYL naquit à Bailleul le 16 juin
1847. Dieu l'avait à peine donné à ses parents qu'il
sembla vouloir le leur reprendre. Si leurs prières firent
violence au ciel, si Félix leur fut conservé dans des
circonstances telles, qu'ils crurent y voir une marque
éclatante de la protection de la vierge de la Salette
invoquée par eux au milieu de leurs angoisses, ce fut,
hélas, pour bien peu de temps. Si Dieu leur rendait une
tendre fleur ne donnant que des espérances, c'est qu'il
voulait Félix en pleine adolescence, paré des vertus les
plus aimables du chrétien et de la pourpre sanglante
des martyrs du devoir. Mais alors ses parents étaient
tout au bonheur de posséder le fils qu'ils avaient cru
perdre. Bientôt les dons les plus heureux de l'esprit
et du cœur, réunis chez leur enfant, leur permirent
d'espérer qu'un jour il serait leur joie, leur honneur et
leur consolation.

Dès l'enfance Félix montrait les germes des qualités
attachantes, qui devaient, en se développant, faire de

lui plus tard le type charmant du jeune homme plein
de cœur, de modestie, d'intelligence et de distinction,
que les vieilles familles chrétiennes savent seules
former. Dieu avait permis que sa belle âme se reflétât
sur son visage et Félix était aussi beau qu'il était bon.
Sa mère, sa première éducatrice, toute fière et toute
heureuse des dons naturels de son enfant, voulut qu'en
lui la volonté fût à la hauteur du cœur et qu'à des
qualités si séduisantes fît contre-poids un caractère
fortement trempé. Elle sut développer de bonne heure
chez lui le sentiment du devoir et l'esprit de sacrifice.
Fille d'une sainte mère (¹), dont la vie presque entière
fut une suite non interrompue d'actes héroïques de
charité et de piété, elle eût pu se contenter de faire
connaître à ses enfants ce qu'était la vie de leur aïeule.
Mais par un sentiment de délicate modestie, que com-
prendront toutes les âmes élevées, la fille ne parlait
jamais des vertus de la mère. L'exemple vivant était là
néanmoins, et il devait agir d'une façon bien efficace
sur l'esprit et sur le cœur des petits-enfants.

Madame Cortyl pouvait du reste trouver dans les

(¹) Madame JULIE BEHAGHEL, épouse de M. HENRI VAN DER MEERSCH, née
à Cassel le 13 juin 1793, décédée à Bailleul le 8 novembre 1871. L'Académie
française lui décerna le 3 juillet 1862, sous la forme d'une médaille d'or à
l'effigie de M. de Montyon, l'un des prix fondés par ce grand philanthrope.
Le comte de Montalembert, directeur de l'Académie, après avoir retracé
les principaux traits de la vie toute de dévouement de Madame Van der
Meersch, résumait ainsi les sentiments de cette illustre compagnie : « Sa
» fortune met cette dame au-dessus du besoin d'un secours pécuniaire,
» mais l'Académie n'en veut pas moins lui décerner le prix Montyon, sous
» la forme de l'admiration qu'elle charge son directeur de lui exprimer
» publiquement pour cette longue vie remplie et dominée par une charité
» si courageuse, si féconde et si éclairée. »

traditions des deux familles dont descendaient ses
enfants des exemples bien propres à élever leur âme et
à tremper leur caractère. Elle aimait, pendant les
longues soirées d'hiver, à faire passer devant leurs
yeux le tableau des souffrances virilement acceptées et
héroïquement endurées par plusieurs de ses parents
à l'époque néfaste de la Révolution. Elle leur parlait
de son père (¹), de ses oncles (²), de son grand-père
Behaghel (³) ; tous proscrits et errants pendant de
longues années en Hollande et en Allemagne ; mais
cherchant toujours à rester aussi près que possible des
frontières de cette France, dont les armées étendaient
chaque jour les bornes et que leur fermait, sous peine
de mort, les lois de l'époque. Ils n'avaient tous quitté
la France que le jour où les hommes de sang qui la
terrorisaient, les désignant pour la prison les mar-

(¹) HENRI-LOUIS-BALTHAZAR VAN DER MEERSCH naquit à Bailleul le
5 janvier 1759 et y mourut le 8 février 1847 ; il avait épousé le 10 juillet
1816 Julie Behaghel.

(²) JEAN-ALBERT-BONAVENTURE VAN DER MEERSCH, né en 1757, mourut
à Bailleul le 26 janvier 1813 ; CHARLES-LOUIS-JOSEPH VAN DER MEERSCH,
né en 1762, mourut à Bailleul le 9 septembre 1845.

(³) JOSEPH-RENÉ BEHAGHEL, fils d'Ignace-Jacques subdélégué de l'intendant à Bailleul, y naquit le 26 mars 1736. Avant 1789 il était conseiller
pensionnaire de la Noble Cour de Cassel. En 1793, obligé d'émigrer pour
se soustraire à l'emprisonnement et probablement à la mort, il ne vit son
nom rayé des listes de proscription qu'en 1800. Maire de Cassel de 1814 à
1820, la période des Cent Jours exceptée, il rendit à ses concitoyens en
des circonstances difficiles les services les plus signalés. « En 1815, dit le
» Journal du département du Nord (numéro du 3 mars 1820), à la seconde
» rentrée du roi il sut calmer les esprits agités par tant d'événements
» désastreux, apaiser les haines, prévenir les vengeances. Ceux mêmes
» qui furent jadis ses persécuteurs trouvèrent alors en ce digne magistrat
» un défenseur et un appui. » M. Behaghel mourut à Cassel le 23 février
1820.

quaient pour le bourreau. Quels étaient leurs crimes ?
Les trois premiers n'avaient pu retenir le cri de leur
âme indignée à la vue des derniers excès commis par
les scélérats, qui courbaient la France sous leur despo-
tisme sanguinaire. Apprenant que leur arrestation était
ordonnée, qu'ils étaient déclarés « suspects d'aristo-
cratie et d'incivisme » ([1]), ils émigrèrent sur les
instances réitérées de leur vieux père, de leurs sœurs
qui voyaient déjà en eux trois nouvelles victimes de
Lebon, le sanguinaire proconsul du Nord. M. Behaghel
passait, à juste titre, pour être l'un des royalistes les
plus militants de la Flandre ; aussi fut-il des premiers
désigné à la vindicte des Jacobins du pays. Il leur
échappa d'une façon presque miraculeuse au moment
où ceux-ci venaient procéder à son arrestation que
leurs délations avaient provoquée.

Si l'enfant entendait souvent parler des sacrifices
qu'impose à l'homme d'honneur la résistance aux
volontés des méchants et des impies, sa mère le con-
viait aussi à admirer, dans une sphère encore plus
haute, l'héroïsme de deux membres de la famille, dont
il portait le nom, qui avaient scellé de leur sang leur
attachement à la foi catholique. En 1710, le Père
JOSEPH CORTYL ([2]), de la Compagnie de Jésus, avait été
martyrisé par les habitants des îles Palaos, qu'il était

([1]) Arrêté du directoire du district du 14 juillet 1793.

([2]) MATHIEU-ANTOINE-JOSEPH CORTYL naquit à Bailleul le 3 février 1675.
Il eut pour père Mathieu-François Cortyl, licencié ès-lois et pour mère
Marie-Jeanne de Coussemaker. Il entra au noviciat de la Compagnie de
Jésus le 1er janvier 1693. Après avoir prononcé ses premiers vœux et avoir

allé évangéliser. Au XVIe siècle, en 1572, un autre arrière-grand-oncle, le Père DE MAHIEU ([1]), de l'ordre des Franciscains, évêque nommé de Deventer, l'une

enseigné la grammaire, la poésie et la rhétorique à Anvers, il sollicita la faveur d'être envoyé comme missionnaire aux îles Palaos récemment entrevues par des marins espagnols et que les jésuites de Manille voulaient évangéliser. En septembre 1707, le père Cortyl quittait les Pays-Bas avec cinq autres religieux pour se rendre à pied par la France et l'Espagne à Cadix, où il devait s'embarquer pour le Mexique. Il traversa cette partie de l'Amérique au prix de grandes souffrances héroïquement supportées et mit encore trois mois et demi de mer pour arriver à Manille. En 1710 il quittait ce port pour aller avec le père du Béron annoncer l'Évangile aux habitants idolâtres des îles Palaos. Aucun Européen n'y avait encore abordé. Cet archipel avait bien été aperçu par deux navires espagnols poussés par la tempête hors de leur route, mais sa position exacte n'était même pas bien déterminée. Le Père Cortyl, en tentant de s'y rendre, marchait donc à la découverte d'une terre à peine entrevue, comme à la conquête des âmes de ses habitants. L'héroïque missionnaire était doublé du plus hardi des explorateurs. Le 5 décembre 1710, les deux religieux se faisaient conduire à terre malgré les dangers auxquels les exposaient la férocité des indigènes et l'état de la mer qui pouvait éloigner leur vaisseau des côtes et les abandonner sans secours aux cannibales qu'ils cherchaient à évangéliser. C'est ce qui arriva. Le navire, qui les avait conduits, fut jeté au loin par la tempête, perdit sa route et dut rentrer à Manille. Ce fut seulement trois ans après que l'on apprit le martyre des deux héroïques missionnaires. Un Palaos fait prisonnier par un vaisseau espagnol envoyé à la découverte dans les environs de cet archipel, apprit aux matelots qui l'interrogeaient, que ses compatriotes les avaient assommés à coups de bâton. (Les anciens missionnaires belges aux îles Philippines. — P. Kiekens, Précis historiques, tome XXX, p. 284).

([1]) JEAN DE MAHIEU (MAHUSIUS) enseigna avec éclat la théologie dans divers couvents de son ordre ; il est l'auteur de plusieurs écrits qui témoignent de profondes connaissances théologiques et littéraires. Le Père de Mahieu avait la réputation d'être un des meilleurs prédicateurs des Pays-Bas ; envoyé au Concile de Trente par la gouvernante Marie d'Autriche, il fut chargé par les Pères du Concile de la préparation des décrets ayant pour objet le sacrement de pénitence. Le traité qu'il rédigea alors a été inséré par Le Plat dans la *Monumentorum ad historiam Concilii Tridentini illustrandam spectantium amplissima collectio*. Voir aussi *Historie van den oorsprong der Ketterye binnen Audenaerde*. (L. Robyn).

des lumières de l'Église des Pays-Bas qu'il avait représentée comme théologien au Concile de Trente, avait lui aussi confessé la foi au milieu des plus affreux tourments, lors du sac d'Audenarde par les Gueux.

Les idées de sacrifice et de dévouement que prêchaient de pareils exemples tombaient dans un cœur qui savait les comprendre et qui fut à leur hauteur, quinze ans après, lorsque des circonstances bien critiques les réveillèrent en lui. Félix sut alors, comme tant d'autres fils de nos vieilles familles chrétiennes, élèves de nos prêtres et de nos religieux, faire noblement son devoir, faire même héroïquement plus que son devoir. Pour le moment, l'âme vive et généreuse de l'enfant croyait voir dans la vie militaire, que les souffrances et les victoires de nos soldats en Crimée entouraient alors d'une double auréole de sacrifice et de gloire, une carrière toute de dévouement et il rêvait de la suivre. Si bien jeune encore il abandonna ces pensées, c'est qu'il vit qu'elles attristaient ses parents, qui redoutaient peut-être plus encore pour leur fils les dangers de la vie de garnison que ceux des champs de bataille.

A sept ans, Félix entrait au collège de Bailleul, que dirigeait alors l'abbé Vitse, mort récemment archiprêtre de l'arrondissement de Dunkerque. En 1858, l'enfant préparé par ses maîtres et plus spécialement par un ecclésiastique en qui son père avait placé sa confiance ([1]), eut le bonheur de s'approcher pour la

---

([1]) L'abbé Desmadryl, né à Bergues, mort à Bailleul en 1859.

première fois de la Table-Sainte dans les plus heureuses dispositions.

En janvier 1859, Félix et son frère aîné, Eugène, étaient admis comme internes à l'institution de Marcq, où ils terminèrent leur éducation. Le pensionnat de Marcq avait alors pour supérieur le vénérable chanoine Crèvecœur, qui l'avait fondé en 1845 et le dirigea avec le plus grand succès pendant vingt-neuf ans. Sous son éminente direction, Marcq devint promptement le premier établissement ecclésiastique d'instruction du Nord de la France, et, lorsque M. Cortyl y amena ses deux fils, il recevait l'élite des enfants des meilleures familles de la Flandre, du Cambrésis et de l'Artois. Félix était adoré de ses condisciples; tout, du reste, en lui attirait la sympathie et éveillait l'amitié. Il avait les traits fins et délicats, le regard vif et doux, une figure ouverte et intelligente qu'encadrait une belle et abondante chevelure blonde, le caractère franc et loyal, le cœur tendre et aimant. Toujours le premier aux jeux de force et d'adresse, il l'était aussi dès qu'il s'agissait de lancer une œuvre de charité dans la division à laquelle il appartenait, d'obliger un condisciple, de fêter un maître. Ses professeurs, qui appréciaient hautement ses qualités de cœur et d'âme, avaient quelquefois à lui reprocher un manque d'assiduité au travail; résultat de la légèreté de l'âge et d'un goût très vif pour tous les exercices du corps. Félix eut pu, s'il l'eût voulu, remporter bien des succès au collège, mais trop rarement il s'en donnait la peine. Il regretta plus tard de n'avoir point toujours suivi les avis pourtant si

pressants de ses maîtres. Bien qu'il fût admirablement
doué, qu'il sentît vivement et sût traduire, en un style
aussi facile qu'élégant, des idées originales toujours
marquées au coin de la distinction, qui le caractérisait,
il ne réussit point à l'examen du baccalauréat. Ses
maîtres lui prédisaient un succès assuré s'il voulait
seulement, avant de se présenter, combler quelques
lacunes et se mettre sérieusement à l'étude de la partie
scientifique de l'examen qu'il avait trop négligée. Mais
il ne tenta point une seconde épreuve. Il crut n'avoir
pas besoin du premier des grades universitaires puisque
sa seule ambition était de rester au foyer domestique
pour ne plus le quitter. Ses parents, dont le fils aîné
se destinait alors à la magistrature et allait probablement être appelé à quitter le pays par les exigences de
sa carrière, approuvaient son dessein et se réjouissaient
à la pensée de conserver leur second fils à Bailleul,
pour y perpétuer à côté d'eux des traditions vieilles de
plus de trois siècles. Il y avait, en effet, plus de trois
cents ans qu'aucun Cortyl n'avait quitté Bailleul pour
fonder ailleurs une famille. Tous étaient restés fidèles
à leur ville natale et tous aussi, malgré une indépen-
dance de caractère peut-être excessive, qui les avait
tenus éloignés des fonctions publiques, avaient con-
tribué par leur vie grave et honorée à augmenter autour
de leur nom la considération et l'autorité morale qui
s'y étaient attachées.

Rentré à Bailleul, Félix sut occuper, d'une façon
intelligente et agréable, les loisirs de la vie un peu
monotone de la petite ville. Il avait l'âme ouverte à

tous les nobles sentiments et l'esprit avide de goûter toutes les jouissances intellectuelles et artistiques. Musicien et peintre, les matinées lui paraissaient toujours trop courtes pour ses deux distractions favorites. Il avait, du reste, pour l'aquarelle et le dessin un réel talent qui s'affirmait chaque jour davantage. Sentant vivement les beautés de la nature, il aimait à parcourir chaque jour à cheval la campagne si riante, si pittoresque et si riche qui entoure Bailleul. Il avait aussi ses heures de retour dans le domaine intellectuel et il s'essayait bien souvent, sans que personne le soupçonnât, à traduire les sentiments que faisaient naître en lui une lecture, la vue d'un chef-d'œuvre de l'art ou de l'un des beaux spectacles de la nature. Quelques-unes de ces petites compositions littéraires ont été retrouvées à sa mort. Elles sont réellement charmantes de naturel, de cœur et de grâce. Félix fuyait les plaisirs bruyants et les entraînements des grandes villes, où il allait bien rarement; mais il aimait le monde pour les charmes de la société et accueillait avec joie les invitations que les familles amies de la sienne lui adressaient. Du reste, il n'avait qu'à se présenter pour conquérir toutes les sympathies. La distinction de toute sa personne, son caractère toujours égal et toujours aimable disposaient chacun en sa faveur. Il était de ces natures heureusement douées de Dieu auxquelles tout sourit et qui semblent avoir fait un pacte avec le bonheur.

M. Louis Cortyl, qui regardait les voyages comme le couronnement nécessaire de l'éducation d'un jeune homme de famille, voulut que ses deux fils aînés allassent chaque année visiter quelque contrée de l'Europe. L'âme poétique et artistique de Félix éprouva de bien vives et de bien grandes jouissances au spectacle des beautés des Alpes et du Rhin, de la Hongrie et du Tyrol. L'amateur de peinture ne savait, dans ses lettres, comment remercier son père de lui avoir ménagé la vue des chefs-d'œuvre recueillis aux Uffizi et au Vatican, à la Pinacothèque de Munich et au Musée du Belvédère.

En 1869, il demanda à son père, comme une faveur, de visiter la Bretagne, où il désirait aller depuis longtemps. Il n'y était point seulement attiré par les beautés sévères, mais si attachantes, de cette vieille terre celtique; il voulait surtout y faire un double pélerinage aux tombeaux de deux hommes, auxquels l'unissaient des liens de parenté ou d'alliance et dont les noms avaient bien souvent fait battre son cœur d'enfant et d'adolescent. Tous deux, en des lieux bien distants et dans des conditions bien différentes, avaient héroïquement versé leur sang pour les nobles causes auxquelles ils avaient offert leur épée et leur vie. Félix les vénérait comme deux martyrs. Comme s'il eût eu un vague pressentiment des événements qui allaient exiger de lui même force d'âme et même sacrifice, il voulut demander à Dieu sur leurs tombes la grâce de faire partout et toujours son devoir, quoi qu'il pût lui en coûter.

Enfant, sa mère lui avait bien souvent dit qu'un de ses grands-oncles, M. Lenglé de Moriencourt, lieutenant-colonel au corps royal du génie (¹), avait mêlé son sang à celui des nobles victimes des massacres de Quiberon et que ses restes mortels reposaient au Champ des Martyrs à côté de ceux de tant d'héroïques représentants de la vieille France, victimes de leur confiance chevaleresque en la parole d'un général français. Lorsque M. Lenglé mit son épée au service des Bourbons exilés, il avait à venger sur les Jacobins et les Terroristes son frère (²) et son roi, tous deux juridiquement assassinés par les hommes qui couvraient la France de sang et de ruines. Ce fut le cœur bien ému que Félix, après avoir prié au sanctuaire béni de Ste-Anne d'Auray, vint se prosterner au pied du monument du Champ des Martyrs et chercha sur la pierre le nom de son grand-oncle.

Quelques jours auparavant, conduit par son cousin, Louis de Parcevaux, il était allé s'agenouiller devant l'urne contenant le cœur d'une des plus nobles victimes de Castelfidardo. Bien jeune encore les luttes héroïques des défenseurs de la papauté avaient trouvé un vivant écho dans son âme, et sur les rayons de sa

---

(¹) Son nom est inscrit sur le monument d'Auray (DE MORIENCOURT FRANÇOIS-EUGÈNE). — *Les débris de Quiberon*, par Eugène de la Gournerie.

(²) PIERRE-FRANÇOIS LENGLÉ, seigneur de Schoebèque, conseiller au parlement de Douai, puis subdélégué général de la Flandre Maritime, était fils de François-Joseph, subdélégué général de la Flandre Maritime, chevalier de l'ordre de St-Michel. En 1789, il fut élu député suppléant de l'ordre de la noblesse du bailliage de Bailleul. Envoyé devant le tribunal criminel révolutionnaire par un décret de la Convention en date du 20 mars 1793 comme « prévenu d'intelligence avec les ennemis de la République », il fut condamné à mort et exécuté le 3 octobre 1793, sur la place de la Révolution à Paris.

petite bibliothèque d'enfant figurait au premier rang
le livre touchant de M. de Ségur, que l'on a si bien
nommé « les actes des martyrs français de Castelfidardo ». Les conversations de son cousin lui avaient
depuis longtemps révélé la belle et grande âme de Paul
de Parcevaux (¹) et il avait voué à sa mémoire un culte
qu'il lui garda toujours.

En juin 1870 Félix et son frère rentraient de Rome ;
ils avaient été, comme leur père en 1843 et comme
leur aïeul en 1786, faire, à la ville sainte et à ses tré-
sors, leur pèlerinage chrétien et artistique. Ils avaient
eu le bonheur de recevoir, en une audience particulière,
la bénédiction de Pie IX et de voir, en diverses circonstances solennelles, réunis autour de lui, tous les
évêques de la catholicité appelés à Rome pour la tenue
du Concile du Vatican. Après trois mois passés en
Italie, ils étaient rentrés en France par l'Autriche et la
Bavière, visitant les musées célèbres et les riches
galeries de Vienne et de Munich, parcourant, par un
soleil de mai, les sites enchanteurs du Danube et des
Alpes Salzbourgeoises. Les deux frères étaient tout à
leurs souvenirs de voyage et sous l'émotion des grandes
et belles choses qu'ils avaient vues, lorsqu'éclata la
guerre. Aux plus douces jouissances de l'esprit et du

(¹) PAUL-MARIE-THOMAS DE PARCEVAUX naquit en 1831 au château de
Tronjoly près de Saint-Pol-de-Léon. Sous-lieutenant au bataillon Franco-
Belge de l'armée pontificale, frappé d'une balle en pleine poitrine à la
bataille de Castelfidardo, il mourut quelques jours après à l'hôpital
d'Osimo, près de Lorette, après avoir résumé ses dernières volontés dans
ce testament digne d'un martyr : « Mon âme à Dieu, mon corps à Notre-
» Dame de Lorette, mon cœur à ma mère. »

cœur allaient succéder pour eux les plus tristes et les
plus poignantes réalités.

Félix, par son âge, faisait partie de la garde mobile.
Dans le Nord, l'organisation de ce corps était à peine
ébauchée ; les cadres étaient incomplets. Les autorités
civiles, à qui l'on avait réservé la désignation des officiers, pressées par les événements, recherchaient les
jeunes gens qui, à défaut d'instruction militaire, pouvaient, par leur position sociale et leur éducation,
avoir quelque autorité sur les hommes de leurs cantons. Le grade de sous-lieutenant fut offert à Félix ;
mais il ne voulait point être trop au-dessous des fonctions, que les nécessités les plus pressantes forçaient
l'autorité militaire à lui confier et que son patriotisme
l'obligeait à accepter ; il ne consentit à formuler une
demande de grade qu'au jour où il se crut à même de
rendre quelques services. Sa nomination porte la date
du 3 septembre 1870.

Entre temps Félix s'initiait au maniement des armes
sous la direction d'un ancien sergent instructeur, et,
matin et soir, passait de longues heures avec lui
à l'étude si aride et si ingrate de la théorie militaire.
Son maître s'émerveillait de ce que jamais il ne prenait
un moment de repos pendant ses leçons ; c'est que le
futur officier avait hâte d'être à même de s'acquitter
des fonctions qu'il allait devoir remplir.

Les défaites successives de nos armées, qui frap-
pèrent d'autant plus vivement les esprits qu'ils n'y
étaient nullement préparés, et l'envahissement de la
France qui les suivit, eurent un retentissement bien

douloureux dans le cœur si généreux, dans l'âme si ardente du jeune officier. Comme tous les hommes de cœur, il crut entendre la voix de la patrie meurtrie et sanglante appelant à elle tous ses enfants et il se jura à lui-même d'être, au prix de son sang s'il le fallait, l'un de ses sauveurs ou du moins l'un de ses vengeurs. Félix ne pouvait, malgré ses efforts, avoir acquis en quelques semaines une instruction militaire complète et mieux que personne il sentait tout ce qui lui manquait à cet égard. Mais il y suppléait presque par son entrain et par son travail, par sa bonne volonté et par un goût très vif pour le métier militaire qui, sous la pression des événements, s'était bien vite réveillé en lui. Le commandant du 6e bataillon de la garde mobile du Nord, où Félix servait à la 3e compagnie, avait de suite distingué le jeune officier et remarqué combien il avait le tempérament militaire. Le commandant Duhamel était bon juge en la matière; ancien capitaine, que des raisons de convenance personnelle avaient éloigné de l'armée alors qu'il allait arriver aux grades supérieurs, il avait mis à la disposition de l'autorité militaire, lors de la création de la garde mobile, son dévouement et son expérience. Il était pour le 6e bataillon le lien vivant qui unissait la garde mobile à l'armée active.

Les défaites succédaient aux défaites, les désastres aux désastres ; après Wissembourg, Reichshoffen, après Saint-Privat, Sedan. Des armées entières étaient emmenées en Prusse par nos vainqueurs, cent vingt mille hommes étaient immobilisés à Metz. La France

devait à son honneur, à son passé, aux héroïques com-
battants de Metz, aux défenseurs de Paris, de tenter
encore la fortune des armes; mais elle ne pouvait
lutter qu'en improvisant et en créant de toutes pièces
de nouvelles armées. Si les hommes ne manquaient
pas, si l'on pouvait rappeler sous les drapeaux quelques
anciens soldats pour encadrer les masses enlevées la
veille à la vie civile, où trouver des officiers pour les
commander? Le bruit courut alors que le Gouver-
nement accepterait le concours des meilleurs officiers
de la garde mobile, à qui il permettrait de prendre, en
conservant leurs grades, du service dans l'armée
active. Félix, qui croyait que la garde mobile du Nord
ne serait jamais appelée qu'à fournir les garnisons des
places fortes de la région, dont l'attaque semblait peu
probable, fit alors toutes les démarches possibles pour
entrer dans l'armée active. Son père et sa mère accou-
rurent à Lille pour le dissuader de donner suite à un
dessein qu'il leur avait soigneusement caché, mais que
la rumeur publique leur avait appris. Les pauvres
parents trouvaient trop cruel ce nouveau sacrifice
demandé à leur amour. Quelques jours auparavant leur
fils aîné avait été appelé sous les drapeaux; il avait
rejoint son frère au 6e bataillon, et celui-ci, ne trouvant
point ce poste assez périlleux, demandait maintenant
à servir en première ligne. A toutes leurs objections,
Félix répondait qu'il voulait avoir l'honneur d'être
compté au nombre des premiers défenseurs de la
France envahie et vaincue; que, restant au corps, il
risquait trop de ne faire qu'un service de garnison;

qu'il avait le tempérament militaire et pourrait rendre
à l'armée quelques services. Le père et la mère ren-
trèrent à Bailleul sous le coup des plus poignantes
émotions, mais partagés entre leur douleur et leur
admiration pour leur fils.

Félix, qui n'avait pu se résigner à la moindre solli-
citation, frappa alors à toutes les portes pour obtenir la
réalisation du plus ardent de ses désirs. Se souvenant
qu'il avait eu deux grands-oncles à l'armée, le
général (¹) et l'intendant (²) Behaghel, il s'adressa à
leurs parents et à leurs amis, pour faire appuyer sa
demande d'entrée dans l'armée active.

Aux époques troublées et critiques les projets de la
veille sont souvent, sans motif apparent, remplacés par
d'autres le lendemain. Il ne fut point fait appel aux
officiers de la garde mobile pour combler les vides des
cadres de l'armée et Félix resta au 6ᵉ bataillon. S'il
avait demandé à changer de corps c'est qu'il voyait

(¹) FIDÈLE-FRANÇOIS-AIMÉ-PIERRE BEHAGHEL, né à Cassel le 4 juillet
1796, entré au service dans les Gardes du corps du roi en 1814 ; il fit,
comme capitaine au 37ᵉ de ligne, la campagne d'Espagne. Il prit part à la
conquête d'Alger ; blessé à la bataille de Staoueli, il fut décoré de la
croix de la Légion d'honneur. Chef de bataillon en 1835, colonel en 1847,
il reçut en 1852 les étoiles de général de brigade. Le général Behaghel
mourut à Toulouse le 31 janvier 1868 ; il était commandeur de la Légion
d'honneur et chevalier de St-Ferdinand.

(²) WINOC-JOSEPH BEHAGHEL, né à Cassel le 27 octobre 1788, entra au
service en 1811 ; il fit, comme adjoint aux commissaires des guerres, la
campagne de Russie, puis celle d'Espagne. Il prit part à l'expédition
d'Alger avec le grade de sous-intendant militaire ; rentré en France il fut
admis à la retraite en 1850 et mourut à Paris pendant le siège, le 26 janvier
1871. M. Joseph Behaghel était officier de la Légion d'honneur, chevalier
de St-Louis, de Ste-Anne de Russie, de Charles III et de St-Ferdinand.

ailleurs plus de dangers à courir et plus d'occasions de
se sacrifier. Les circonstances s'y opposant, il s'inclina
devant elles ; il s'attacha plus que jamais à ses compagnons d'armes et résolut de faire avec eux noblement
et simplement son devoir. Les événements devaient,
du reste, donner bientôt aux mobiles du Nord l'occasion de montrer avec quelle abnégation ils savaient
supporter les souffrances d'une campagne menée par
le plus rude hiver que nos contrées aient jamais vu,
avec quel courage, soldats improvisés, ils savaient
combattre à côté de leurs frères d'armes de l'armée
active.

Le 8 octobre, la population de Saint-Quentin donna
un grand exemple d'intrépidité et de vaillance. Saint-
Quentin fut la première ville ouverte qui osa se
défendre contre l'armée allemande victorieuse. Sans un
soldat, avec des armes de rebut, presque sans munitions, ses habitants résistèrent toute une journée à
l'attaque des Prussiens et les forcèrent à battre en
retraite vers Laon. L'autorité militaire ne pouvait
rester indifférente devant un pareil acte d'héroïsme ;
elle devait tâcher de mettre au moins la ville à l'abri
d'un coup de main en faisant fortifier ses abords et en
donnant à sa valeureuse population l'appui d'un millier
de gardes mobiles. C'était tout ce dont elle pouvait
disposer alors. Tous les soldats des dépôts établis dans
la région avaient été successivement versés dans les
corps en formation sur la Loire. Il ne restait dans le
Nord que les bataillons de la garde mobile levés dans
le pays. Bien que leur organisation et leur instruction

militaire fussent très incomplètes , ils pouvaient, pour
la défense des barricades et des fortifications couvrant
les abords de Saint-Quentin, donner un sérieux appui à
la garde nationale de la ville, qui venait de montrer ce
dont elle était capable.

Le 6ᵉ bataillon fut envoyé à Saint-Quentin. La vue
des barricades que de pauvres ouvriers, de paisibles
bourgeois avaient su vaillamment défendre contre un
ennemi qu'accompagnait partout le prestige de victoires
éclatantes, le contact d'une population encore sous le
coup de l'émotion qui l'avait portée toute entière à la
défense de la cité, eurent sur l'esprit, militaire du
bataillon le plus heureux effet.

Mais à peine les gardes mobiles étaient-ils de quelques
jours à Saint-Quentin que les renseignements recueillis
par l'autorité militaire signalèrent l'approche d'un
corps d'armée considérable. Saint-Quentin, ville
ouverte dominée par des hauteurs, ne pouvait être
sérieusement défendue. Les bataillons de mobiles,
qu'on y avait jetés, n'avaient d'autre objectif que de se
joindre aux habitants pour mettre la ville à l'abri d'un
coup de main tenté par quelque parti battant la campagne. Aussi furent-ils obligés de se replier sur les
places du Nord, s'ils ne voulaient être cernés dans la
ville et pris avec elle après une bien courte défense.
Le 6ᵉ bataillon évacua donc Saint-Quentin le 18 octobre
et les Prussiens y entrèrent en force le lendemain. Ce
fut la douleur dans l'âme que Félix vit le corps, où il
servait, battre en retraite sans avoir tiré un seul coup
de fusil. Comme tous les nobles cœurs, qui ne pouvaient

admettre l'idée d'une France diminuée, démembrée, vaincue, il croyait au triomphe prochain de la cause à laquelle il s'était voué tout entier et voulait avoir l'honneur de se mesurer avec l'ennemi avant que les armées de Paris et de province, dont chaque jour on prédisait les victoires, l'eussent rejeté au-delà du Rhin. Hélas! pas plus à Paris qu'en province ces espérances ne devaient se réaliser. Après trois mois de souffrances, de misère et de luttes, quelques jours avant la reddition de la capitale et l'effondrement des dernières espérances du pays, le 6e bataillon devait évacuer de nouveau Saint-Quentin, mais cette fois entre deux haies de baïonnettes prussiennes, laissant sur le champ de bataille, dans les combats du 18 et du 19 janvier, bon nombre des siens et parmi eux le capitaine Félix Cortyl.

Le bataillon s'arrêta à quelques kilomètres de Saint-Quentin pour y surveiller les mouvements de l'ennemi. Il fallut prendre le service de campagne par une saison froide et pluvieuse et dans des conditions extrèmement pénibles pour les soldats et pour les officiers. Le désarroi régnait partout, les objets d'habillement et d'équipement faisaient souvent défaut, l'instruction militaire et l'expérience de la vie du soldat en campagne manquaient à tous. Il fallait néanmoins éviter que le moral des troupes, composées d'hommes aussi jeunes que peu rompus aux fatigues et aux privations de la vie militaire, ne vînt à faiblir. C'était aux officiers qu'incombait ce devoir; Félix n'y manquait pas. Il excellait à entretenir autour de lui l'esprit militaire par

son entrain, par sa bonne humeur constante, par le
soin qu'il mettait à ménager les forces de ses hommes,
comme par la générosité avec laquelle il suppléait souvent de sa bourse aux distributions de vivres qui
venaient à manquer ; aussi était-il adoré à la 3e compagnie. Son capitaine, qui avait servi au bataillon des
zouaves pontificaux et qui avait à cœur de montrer que
sous la bannière papale on formait de bons officiers,
était arrivé, à force de patience et d'énergie, à donner,
en quelques mois, à ses hommes une instruction militaire suffisante pour entrer en campagne. Sous le nom
un peu pompeux de compagnie d'éclaireurs, elle avait
à supporter, plus souvent qu'à son tour, les fatigues
des grand'gardes et des reconnaissances. Personne
n'en murmurait ; pourtant officiers et soldats étaient
fiers d'appartenir à un corps d'élite. Aussi la 3e compagnie n'eut-elle guère de repos aussi longtemps que
fut confiée au bataillon la défense de l'importante
position stratégique de Busigny, dont la gare commandait la ligne menant de Saint-Quentin aux places
du Nord.

Vers la fin du mois de novembre la première armée
allemande, sous les ordres du général Manteuffel,
s'avançait en Picardie et menaçait l'importante ville
d'Amiens. Il fallait essayer au moins de la défendre
pour briser le premier choc de l'ennemi, l'arrêter un
moment et donner aux populations le temps de se
reconnaître et de concourir dans la mesure de leurs
forces à la défense des départements qu'ils habitaient.
La petite armée du Nord fut concentrée autour

d'Amiens ; le 6ᵉ bataillon cantonna à Querrieux. Il en
partait le 25 novembre pour prendre sa place de bataille
en avant du village de Villers-Bretonneux. L'armée
entière, réunie à la hâte, y attendait l'arme au pied
une attaque que l'on croyait imminente. Tout se borna
ce jour-là à l'échange de quelques coups de fusil entre
les éclaireurs des deux armées et le bataillon ne fut pas
engagé. Le 27 il était de garde au convoi de l'armée
un peu en arrière des lignes, alors qu'au combat de
Villers-Bretonneux les mobiles du Nord recevaient le
baptême du feu.

Notre petite armée avait toute contre elle. Inférieure
en nombre, mal équipée, manquant de munitions, à
peine organisée, elle dut reculer après une résistance
qui, sur quelques points, lui fit le plus grand honneur.
Avec des troupes aussi novices la retraite devait être
désastreuse ; c'est ce qui arriva. Le 28 et le 29, le
6ᵉ bataillon ramena le convoi qu'il escortait, de Querrieux à Arras, voyant successivement passer devant lui
les corps qui avaient été engagés à Villers-Bretonneux.
Si quelques-uns avaient su conserver leur organisation
et leurs rangs, d'autres échappaient presque au commandement.

Toute l'armée fut dirigée sur les places frontières
pour y être réorganisée. C'est alors que M. Testelin,
commissaire de la Défense nationale dans le Nord,
prenant prétexte de ce que de bien rares officiers de la
garde mobile, ne s'étaient pas montrés à la hauteur de
leur devoir, décréta, de sa propre autorité, que ce corps
serait appelé à élire lui-même ses chefs, enlevant ainsi

d'un seul trait de plume leur grade à tous ses officiers.
C'était la plus mauvaise mesure que l'on pût prendre
au point de vue de la discipline et du moral des troupes.
Forcer les officiers à demander la confirmation de leur
grade aux hommes qu'ils commandaient, c'était enlever
à plaisir à la garde mobile le peu d'esprit militaire
qu'elle avait pu acquérir. Heureusement le bon sens
pratique des mobiles flamands corrigea quelque peu
ce que cette mesure avait de néfaste ; la plupart des
officiers furent élus par leurs soldats.

La 1re compagnie du bataillon venait de perdre son
capitaine, que de graves raisons de famille obligeaient
à quitter le service actif ; elle était composée d'enfants
de Bailleul ; ils voulurent être commandés par Félix.
Ils n'ignoraient point pourtant qu'il était exigeant pour
le service, mais leurs camarades de la 3e compagnie
leur avaient dit aussi combien il était bon et généreux
pour eux. Élu capitaine malgré ses résistances, il dut
accepter. Félix sentit toute la responsabilité qui lui
incombait en prenant le commandement d'une compagnie ; de ce jour à celui où il fut enlevé à l'affection
qu'elle lui avait vouée il sut être en tout et partout à
la hauteur de ses fonctions. Non content de former avec
entrain et autorité ses soldats au métier des armes, il
veillait avec une constante sollicitude à leur bien-être.
Pas une distribution d'effets ou de vivres ne se faisait
qu'il ne la présidât ; chaque soir, arrivé au gîte d'étape,
il visitait le logement de ses hommes et ne prenait lui-
même un repos bien mérité par une journée de fatigue
qu'après s'être assuré qu'il ne leur manquait rien.

L'armée du Nord, reformée sous les dénominations de
22ᵉ et 23ᵉ corps et comprenant environ 30.000 hommes,
fut portée, dès les premiers jours de décembre, par le
général Faidherbe qui la commandait, sur la ligne de
la Somme. Le 6ᵉ bataillon de la garde mobile du Nord
formait avec deux autres le 47ᵉ régiment de marche;
il quitta Lille dans la nuit du 12 décembre. Une campagne de deux mois toute de souffrances et de misères
commençait pour lui. Le froid se fit bientôt sentir dans
toute la rigueur d'un hiver exceptionnellement rude.
Les mobiles, que protégeaient mal des vêtements
légers, distribués au temps des chaleurs, souffraient
horriblement. Soldats novices et peu ménagers des
vivres qu'on leur remettait ordinairement pour trois
ou quatre jours, ils enduraient bien souvent les souffrances de la faim, alors même que les difficultés des
transports ou la présence de l'ennemi n'arrêtaient point
les convois chargés de les ravitailler. Le pays qu'ils
occupaient ne pouvait souvent leur procurer, même en
les achetant à chers deniers, les vivres qui leur faisaient défaut. Les campagnes de la Picardie avaient été
complètement ravagées par l'ennemi, qui en avait
enlevé toutes les ressources. Bientôt le froid devint si
vif que le pain gelait sur les chariots qui le transpor-
taient et sur les sacs des soldats pendant les marches.
Ceux-ci n'eurent alors plus d'autre nourriture que
l'insipide et affreuse bouillie que donne le pain dégelé
à la flamme du bivouac. C'est dans de pareilles conditions, mal nourris et peu couverts, souffrant de la faim
et du froid, que les mobiles devaient, presque chaque

jour, faire de longues étapes sur des chemins défoncés
par les pluies ou les charrois et sur des routes rendues
glissantes par la neige et le verglas. Il leur fallait aussi
bien souvent, lorsque l'ennemi était proche, passer de
longues nuits en grand'garde, couchant sur la terre
gelée ou dans la boue, sans manteaux et sans vêtements
de rechange, dans un pays où le froid était d'autant
plus vif que les abris étaient extrêmement rares.

La vue de la misère et du dévouement des hommes
qu'il commandait émouvait le capitaine Cortyl jusqu'au
fond des entrailles. Il s'ingéniait, par tous les moyens
possibles, à les diminuer. A un âge où l'on n'est guère
prévoyant pour soi-même, il sut l'être pour ses soldats
et leur épargna bien des souffrances. Mais l'esprit
d'ordre et de prévoyance qu'il leur avait inspiré ne
pouvait porter remède à toutes leurs misères. Aussi
quand l'officier avait rempli tout son devoir restait-il
encore au fils de famille, ayant des ressources et du cœur,
une bien grande et noble tâche. Vivant de sa solde et de
sa ration d'officier en campagne, il consacrait au soula-
gement de ses hommes tout ce que lui envoyait son
père. Il faisait acheter pour eux, jusque dans les villes
auprès desquelles passait le bataillon, les vivres que
l'on ne trouvait plus dans les campagnes et les vêtements chauds dont les malheureux mobiles avaient si
grand besoin. Au commencement de janvier, croyant
voir le courage de ses hommes faiblir sous les misères
et les souffrances de chaque jour, il voulut remonter
leur moral et il profita de la fête des rois, restée fort
populaire en Flandre, pour faire à toute la compagnie

une distribution générale. Il envoya secrètement à
Arras un jeune abbé, son compatriote, qui avait obtenu
de suivre l'armée en qualité d'infirmier volontaire et il
put donner à chacun de ses hommes un pain qui ne fût
pas gelé et aux dix plus malheureux une paire de
fortes chaussures.

Le 23 décembre l'armée du Nord était attaquée par
l'ennemi et lui livrait bataille autour du village de
Pont-Noyelles. Le 6ᵉ bataillon fut engagé vers le milieu
de la journée et prit sa part d'une lutte qui ne fut pas
sans gloire pour la petite armée que commandait le
général Faidherbe. A peine organisée, mal équipée,
affaiblie par les privations et les misères, elle put néanmoins affirmer en ce jour le succès de ses armes en
couchant sur ses positions, que l'ennemi n'avait pu lui
enlever.

La compagnie, que commandait le capitaine Cortyl,
voyait le feu pour la première fois. A peine rendue sur
le champ de bataille, elle se trouva exposée aux coups
d'un ennemi complètement invisible et auquel la
faible portée de ses armes ne lui permettait pas de
répondre. Le sifflement des balles, le sourd grondement
des obus, l'incendie des villages et des fermes flam-
bant à l'horizon, tout devait contribuer à impressionner
bien vivement de jeunes troupes qui ne portaient le
mousquet que depuis quelques semaines. Le capitaine
Cortyl comprit que le sang-froid, la bravoure même
téméraire de l'officier pouvaient seuls soutenir le moral
du soldat.

Le bataillon entier couché à terre, afin d'offrir moins

de prise au feu des tirailleurs, attendait les ordres du
général en chef pour marcher à l'ennemi. A quelques
pas en avant de la 1re compagnie un officier était resté
debout, montrant une hardiesse et un calme bien faits
pour rendre confiance et courage aux moins braves.
C'était le capitaine Cortyl; sans crainte du danger,
par esprit de devoir et pour donner l'exemple, il s'expo-
sait seul aux balles des tirailleurs ennemis qui pleu-
vaient alors comme grêle. La Providence le protégea ;
il ne fut point touché, et il obtint bien vite le résultat
qu'il cherchait. Après un premier et bien court moment
d'hésitation, les hommes qu'il commandait avaient
repris possession d'eux-mêmes et étaient complètement dans la main de leurs officiers, prêts à prendre
leur part d'une lutte qui devenait de plus en plus
meurtrière et à laquelle la nuit seule put mettre fin.

La compagnie, que commandait le capitaine Cortyl,
ne fut point trop éprouvée au combat pourtant si meur-
trier de Pont-Noyelles ; à l'appel fait le soir, sur le
champ de bataille même, on put constater que six
hommes seuls avaient été tués ou blessés. Pendant que
l'on se comptait et que l'on donnait un souvenir ému
aux morts de la journée, Félix, chrétien jusqu'au fond
des entrailles, remerciait tout bas la Vierge, dont il portait la médaille miraculeuse reçue de sa mère au milieu
des larmes de la séparation. Il lui attribuait son salut
au milieu des dangers qu'il avait affrontés et l'invoquait
pour son frère dont il n'avait pas encore de nouvelles,
lorsque la compagnie où servait Eugène rejoignit enfin
le gros du bataillon. Les deux frères se jetèrent dans les

bras l'un de l'autre n'ayant tous deux qu'une pensée : celle des angoisses et des douleurs de leurs pauvres parents. Par quelle voie pourraient-ils leur faire connaître au plus tôt qu'ils étaient sortis sains et saufs d'un combat dont l'annonce avait dû redoubler leurs inquiétudes si poignantes. Ils tracèrent à la hâte quelques mots. Ils espéraient trouver au village où le bataillon cantonnerait pendant la nuit quelque paysan ou quelque ouvrier qui consentirait à porter leur lettre au premier bureau de poste, lorsqu'ils apprirent que, par ordre du général en chef, toute l'armée bivouaquerait sur le champ de bataille. Leurs espérances étaient déçues. Leur lettre n'arriva à Bailleul que quatre jours après le combat, alors que leur père, ne pouvant supporter plus longtemps une incertitude aussi douloureuse sur le sort de ses enfants, était parti à leur recherche.

Il faisait nuit lorsque le 6e bataillon dut aller prendre position sur une éminence où pas un arbre, pas une haie, pas un pli de terrain ne faisait obstacle à la bise qui soufflait avec violence. Il fallut après une journée d'émotions et de luttes terribles passer une longue nuit d'hiver sur la terre gelée, par un froid de 7 à 8 degrés, sans bois pour faire du feu, sans manteaux et sans aliments. Les souffrances des troupes furent atroces et le lendemain matin chaque compagnie laissa sur le terrain des hommes que la violence du froid avait mis à toute extrémité. La journée du 24 décembre ne fut pas moins pénible. Toute l'armée, disposée en ordre de bataille, attendit dix longues heures, l'arme au pied, par un

froid des plus vifs et sans recevoir aucune distribution
de vivres, une attaque de l'ennemi qui ne se produisit
pas. A la nuit, alors que les hommes raidis par le froid,
torturés par la faim (il y avait près de trente heures
qu'ils n'avaient mangé), arrivèrent enfin au cantonnement qui leur était destiné, ils tombaient de fatigue et
d'inanition. Le capitaine Cortyl n'eut point de repos
qu'il ne leur eût distribué lui-même les boissons
chaudes dont ils avaient si grand besoin et qu'il n'eût
assuré pour leur réveil un repas substantiel qui les
mettrait à même de fournir la longue et fatigante étape
que le commandement devait exiger d'eux le lendemain.

L'armée du Nord, composée de jeunes troupes, était
fort affaiblie par les privations qu'elle avait subies; le
général en chef crut utile de la porter entre Arras et
Douai, un peu en arrière des lignes qu'elle avait si
vaillamment défendues, pour qu'elle pût se ravitailler
et se refaire. Pendant ces quelques jours de repos, le
capitaine Cortyl et son frère reçurent une visite bien
inattendue et qui les toucha jusqu'au fond du cœur.
Les journaux avaient annoncé qu'une grande bataille
avait été livrée près d'Amiens; ils citaient, parmi les
corps engagés, le 47e régiment de marche où servaient
les deux frères Cortyl. Cette dernière nouvelle, qui
paraissait certaine, avait d'autant plus vivement ému
les pauvres parents de Félix que leurs enfants, d'un
commun accord, leur avaient toujours caché la vérité.
Ils leur avaient laissé croire que le 6e bataillon, dans
cette seconde phase de la campagne du Nord, comme

dans la première qui s'était terminée à Villers-Bretonneux, ne marchait qu'en seconde ligne et était toujours
à la garde du convoi de l'armée. Il n'en était rien pourtant ; le 6ᵉ bataillon avait laissé la garde du convoi aux
mobilisés et il fut engagé dans tous les combats que
l'armée du Nord eut à livrer contre les Allemands.

M. Cortyl, au surlendemain de la bataille de Pont-
Noyelles, n'avait encore reçu, ni directement, ni indi-
rectement, aucune nouvelle de ses fils. Ne pouvant
supporter plus longtemps une aussi douloureuse incertitude, il résolut d'aller chercher à la base d'opérations
de l'armée elle-même les renseignements qu'il ne pouvait obtenir. C'est à Douai qu'il apprit que ses enfants
étaient sortis sains et saufs du combat du 23 décembre.
On lui dit aussi que l'armée se reformait entre Arras et
Douai et y était toute entière cantonnée. Se savoir à
quelques lieues de ses enfants et repartir sans avoir pu
les embrasser eût été pour le cœur si aimant du père
un trop cruel supplice. Il se mit donc à leur recherche.
Soit que les indications données fussent erronées, soit
que l'intermédiaire qui les lui transmettait les eût mal
comprises, ce ne fut qu'après deux journées de courses
infructueuses, dans les nombreux villages bâtis entre
Douai et Arras, qu'il put enfin rejoindre le 6ᵉ bataillon
à Hénin-sur-Cojeul où il était alors cantonné.

Félix en voyant arriver son père, marchant de pied
sur la route couverte de neige, courbant sa haute
taille sous le poids des émotions et des fatigues d'un
bien pénible voyage, suivi d'un guide portant une
grosse valise à provisions, n'en pouvait croire ses yeux.

Bravant le froid et les difficultés des communications,
malgré son âge, il avait voulu apporter à ses enfants la
joie de sa présence. Son cœur aimant avait toujours eu
pour eux ces mille petits soins qui, dans une famille,
semblent être l'apanage exclusif de la mère ; aussi
s'était-il muni en route de vêtements de rechange
qu'il savait leur manquer et de provisions auxquelles
leurs estomacs de vingt ans, à la portion congrue
depuis quarante jours, devaient faire le plus grand
honneur. Mais il ne pouvait rester longtemps à Hénin-
sur-Cojeul ; il lui tardait de rentrer à Bailleul donner à
sa femme et à sa fille des nouvelles des deux militaires.
Lorsque père et enfants durent se séparer, ils étaient
tous trois émus jusqu'aux larmes : les fils songeaient
aux fatigues que leur père avait endurées pour avoir la
joie de les presser dans ses bras ; le père pensait aux
dangers que ses enfants allaient courir et se demandait
s'il les verrait encore. Ses noirs pressentiments ne le
trompèrent point. Ce fut à Hénin-sur-Cojeul qu'il
embrassa pour la dernière fois son cher Félix. Il ne
devait plus le revoir vivant et sa mort entraîna la
sienne. Son cœur trop aimant fut brisé ; son esprit ne
voulut plus voir que l'image de son fils bien-aimé. Il
refusa toute consolation, s'enferma dans sa douleur et
ne vécut plus que pour elle. Peu à peu les souffrances
morales eurent raison d'une constitution encore fort
robuste ; sa santé gravement atteinte déclina de jour en
jour et six mois après la mort de son fils il le rejoignait
dans la tombe. La balle qui avait frappé Félix avait
atteint au cœur son malheureux père.

Après quelques jours de repos l'armée du Nord reprit l'offensive. Le 2 janvier elle enleva Achiet-le-Grand à l'ennemi et le 3 elle livra la bataille de Bapaume, qui fut un vrai succès pour nos armes. Le 6e bataillon eut à concourir à l'attaque du village de Favreuil que les Prussiens occupaient en force et qui dominait Bapaume. Avant d'entrer en ligne, les mobiles flamands, tous profondément chrétiens, virent avec bonheur un aumônier (c'était le premier qui se présentait à eux) se placer à cheval en face de leurs rangs, les exhorter à faire noblement leur devoir et leur donner une suprême absolution. Il n'y eut pas de tête qui ne se découvrît, pas de front qui ne se courbât en ce moment solennel et chacun remarqua avec quel recueillement le capitaine Cortyl recevait la bénédiction du prêtre. C'est qu'il savait que le vrai courage n'a pas de base plus solide que la religion et, au moment où le combat allait s'engager, il demandait à Dieu d'être à Bapaume ce qu'il avait été à Pont-Noyelles : l'exemple des soldats qu'il commandait.

La journée fut très chaude ; les Français durent déloger à la baïonnette les Allemands des positions où ils s'étaient fortifiés. Le 47e eut moins à souffrir du feu de l'ennemi que les autres régiments, protégé qu'il était par une puissante artillerie dont les obus, désorganisant la résistance des Allemands, facilitaient sa tâche. Il eut néanmoins à déplorer d'assez nombreuses et fort douloureuses pertes.

Au combat de Bapaume, le capitaine Cortyl fut frappé, comme toutes les troupes, du dévouement vrai-

ment héroïque des aumôniers à qui l'on avait enfin
accordé la permission de suivre l'armée. Sans crainte
du danger, sous les balles ennemies, ils allaient relever
et consoler nos blessés. Beaucoup d'entre eux leur
durent la vie ; grâce à leur dévouement, ils purent être
recueillis dans la soirée et ne durent point passer, sur
la terre glacée, une nuit qui les eût achevés. Aussi
à l'armée du Nord les aumôniers eurent-ils bientôt
conquis toutes les sympathies et reçurent-ils toujours
toutes les facilités pour l'accomplissement de leur saint
ministère. Félix aimait, lorsqu'il arrivait le soir au
cantonnement, à assister à la prière publique que
disait, dans l'église du village, l'aumônier du bataillon,
le Père Bloeme. Les mobiles s'y pressaient toujours en
grand nombre. Enfants de la Flandre, leur foi profonde
avait vivement souffert d'être privée des secours de
la religion au milieu des dangers du champ de bataille
et souvent, dans leur langage un peu rude, ces braves
gens s'étaient plaints que l'autorité militaire les traitât
en brutes, puisqu'elle semblait ignorer qu'ils eussent
une âme. Beaucoup d'entre eux, officiers et soldats,
profitèrent, dans les derniers jours de cette campagne,
d'un moment de liberté pour accomplir leurs devoirs
religieux ; c'est ce que fit Félix un matin que les
exigences du service lui laissaient un peu de répit.

Les défenseurs de Paris avaient fait savoir aux géné-
raux commandant les armées de province que vers la
mi-janvier ils allaient tenter un dernier effort pour
rompre le cercle de fer qui les étreignait. C'était leur
demander d'attirer en ce moment sur eux, par une

offensive hardie, le plus de forces ennemies possible.
Le général Faidherbe crut atteindre ce but en se portant
rapidement, par quelques marches forcées, des environs d'Arras au sud de Saint-Quentin, point où il
menaçait la ligne de La Fère, Noyon et Compiègne.
Pour dérober ce mouvement à l'ennemi et le surprendre par une apparition subite à Saint-Quentin
même, il fallait doubler les étapes par les froids les plus
rigoureux et sur des routes que le verglas rendait
impraticables. Les souffrances de l'armée redoublèrent
pendant les derniers jours de cette pénible campagne,
il fallut aux officiers une énergie peu commune pour
obtenir d'hommes ainsi surmenés les sacrifices nouveaux qu'on leur demandait.

Le 17 janvier l'armée allemande, informée de la
marche vers l'est de l'armée du Nord, se mit à sa pour-
suite. Le 18, alors que nos troupes approchaient de
Saint-Quentin, elles furent attaquées à la hauteur du
village de Vermand par des forces considérables. La
lutte s'engagea par un feu terrible d'artillerie dont
l'ennemi couvrit nos lignes qui se formèrent rapidement en bataille en lui répondant. Les Allemands
allaient déborder le 23ᵉ corps, privé de cavalerie et
très inférieur en nombre, quand le 22ᵉ corps, entendant
le bruit de la canonnade, arriva au pas de course sur
le lieu du combat. « La bataille continua alors avec des
» chances plus égales et ne se termina qu'à six heures
» du soir non sans pertes sérieuses des deux côtés.
» Dans cette journée du 18 janvier le courage et la
» contenance de nos pauvres soldats, harassés par trois

» jours et presque trois nuits de marche et par mille
» privations, furent une dernière fois récompensés ;
» les deux corps réunis repoussèrent le choc de
» l'ennemi et purent gagner Saint-Quentin, où ils
» arrivèrent vers minuit accablés de fatigue et de
» besoin. Le 18 janvier est une date glorieuse pour
» tous ceux qui ont pris part au combat de Vermand.
» Leur fermeté en présence d'un ennemi supérieur par
» le nombre, par l'organisation et surtout par l'arme-
» ment, annonçait les actes d'héroïsme que le lende-
» main devait voir s'accomplir dans leurs rangs
» décimés ([1]). »

Le 47e régiment ne fut engagé que bien tard dans la
journée. Il avait dépassé Vermand lorsque le bruit du
canon, que l'on entendait gronder à quelques kilomètres, l'arrêta dans sa marche. Peu à peu la canonnade devint plus vive et se rapprocha ; il était évident
que l'armée du Nord allait avoir à se défendre contre
une attaque de flanc extrêmement sérieuse. Le régiment attendait à tout instant l'ordre de rebrousser
chemin et de marcher à l'ennemi. Il ne lui fut donné
qu'après de longues heures de station sur une route
dont le sol détrempé par les pluies formait un vrai
bourbier. Félix, debout sur un tas de gravier qui bor-
dait le chemin, relisait deux lettres de sa mère et
de sa sœur arrivées le matin même, lorsque le
régiment reçut enfin l'ordre de se déployer en avant
de Vermand. Aussitôt le village franchi, les compa-

([1]) Le combat de Vermand. *Mémorial de Lille*, N° du 18 janvier 1874.

gnies du 47ᵉ en occupèrent les abords et opposèrent à
l'ennemi, qui voulait tourner notre aile gauche, une
résistance qu'il ne put vaincre. Les deux premières
compagnies du 6ᵉ bataillon, protégées par une sorte
d'épaulement naturel et par un petit bois, eurent beaucoup moins à souffrir que les autres. Vers quatre
heures et demie la fusillade avait presque cessé;
l'ennemi, voyant qu'il n'avait pu réussir à entamer nos
colonnes, renonçait à continuer l'attaque; ses tirailleurs se retiraient en échangeant avec les nôtres des
coups de fusil de plus en plus rares. Le capitaine
Cortyl, se tournant vers sa compagnie réunie toute
entière derrière le pli de terrain qui la couvrait, disait
avec satisfaction : « Grâce à Dieu ! pas un homme n'a
» été touché grièvement aujourd'hui ! »

» En prononçant ces mots, il remonte la pente du
» terrain et se découvre en rejoignant trois officiers du
» bataillon qui s'étaient mis imprudemment en évi-
» dence à vingt pas du gros de la troupe. Il vient à
» eux et va répéter les mêmes paroles. A peine a-t-il
» commencé sa phrase qu'il tombe la face dans la
» boue ; une balle lui était entrée derrière l'oreille et
» sortie au milieu de la joue opposée en lui brisant tout
» l'appareil maxillaire !....

» Aussitôt on le relève et on le transporte dans une
» auberge transformée en ambulance », dit l'auteur
d'une relation de sa mort, qui le vit expirer dans
ses bras (¹). « Le Père Bloëm, rédemptoriste, aumônier

(¹) Le Dʳ De Backer, alors attaché aux ambulances du 22ᵉ corps d'armée.

» du bataillon, qui l'avait confessé quelques jours
» auparavant, lui administra l'extrême-onction ; mais
» le pauvre Félix ne revenait pas à lui !.... Il était là,
» haletant, oppressé, avalant tout le sang qui coulait
» à gros bouillons de sa blessure ! Un de ses hommes
» qui avait aidé à le transporter, amenait près de lui
» tous les chirurgiens qu'il pouvait rencontrer ; mais à
» peine ceux-ci avaient-ils examiné la plaie qu'un geste
» de découragement venait augmenter notre déses-
» poir : la balle avait rompu une artère ! Il n'y avait
» aucun moyen d'empêcher le sang d'entrer dans la
» gorge et de remplir les poumons : le pauvre blessé
» était condamné à mourir étouffé !

» Je lui parlais, mais en vain ; ses yeux restaient
» fermés, ses mains se contractaient, et quelquefois de
» violents branlements de tête m'arrosaient de sang le
» visage et les vêtements. Découragés, pleurant devant
» le spectacle affreux d'une fin si cruelle, ses soldats
» et moi, nous étions agenouillés autour de sa couche.
» Tout à coup une idée me traverse l'esprit : Ah ! si
» Félix revenait à lui, ne serait-ce que pendant une
» minute, je pourrais le rendre plus certain d'aller au
» ciel ! Je lui versai dans la bouche quelques gouttes
» de curaçao que j'avais dans ma gourde. Presque
» aussitôt ses yeux s'ouvrirent et ses lèvres vou-
» lurent murmurer une parole. Les instants étaient
» précieux.

» Félix ! mon ami, lui dis-je, tu vas mourir ! Son
» regard brilla, sa main saisit la mienne et l'étreignit
» avec une force désespérée. En même temps, voyant

» qu'il me comprenait : « Respire avec moins d'effort.
» continuai-je, et le sang coulera par la bouche. » Et
» ce pauvre ami le faisait !

    » Je récitai alors distinctement l'acte de contrition,
» en répétant deux fois : « J'ai un extrême regret de
» vous avoir offensé, ô mon Dieu, *parce que vous êtes*
» *bon, parce que vous êtes bon* ». Ses lèvres remuaient ;
» ses yeux et son cœur me suivaient. Je lui dis aussi
» qu'il avait reçu l'extrême-onction. Mais ce calme,
» cette amélioration apparente durèrent à peine quel-
» ques minutes. Le sang se reprit à couler avec vio-
» lence et il ne fut plus possible de rappeler Félix à
» lui. A partir de ce moment, néanmoins, sa tête n'eut
» plus ces tristes branlements qui nous brisaient
» l'âme ; il s'éteignit sans efforts, comme une flamme
» à laquelle l'air vient à manquer. Quand je lui fermai
» les yeux sa figure avait repris la physionomie sou-
» riante et grave qui m'avait toujours frappé en lui. Il
» était sept heures moins dix minutes. »

    Son frère, que le devoir avait retenu à son poste tant
qu'avait duré l'action, arrivait au même moment à
l'auberge où il avait été transporté. Il avait visité en
vain toutes les ambulances établies dans le village,
cherchant partout Félix. Il ne croyait pas sa blessure
bien sérieuse, les officiers, qui lui avaient annoncé
l'événement, lui en ayant caché toute la gravité. Mais
là, lorsque les hommes, qui avaient transporté le capitaine, cherchèrent à le retenir à la porte de la chambre
où il gisait pour le préparer à l'affreuse nouvelle, il
comprit de suite toute l'étendue de son malheur. Les

écartant du geste, il leur dit: « Laissez-moi, mon
frère est mort ! je veux le voir !.... »

Sur un matelas jeté à terre, dans une misérable
salle d'auberge, était étendu, l'uniforme taché de sang
et de boue, la figure souriante et calme, ce frère qu'il
avait tant aimé. Le premier cri de son cœur ne fut ni
pour le glorieux martyr, qui avait donné son sang à la
patrie, ni pour lui-même qui perdait le compagnon
fidèle de toute sa vie, l'ami le plus cher et le plus
dévoué, mais pour ses malheureux parents. « Pauvre
» père ! Pauvre mère ! » s'écriait-il, « comment leur
» annoncer la mort de leur bien-aimé Félix ! »

A peine le malheureux frère était-il agenouillé au
pied de la couche funèbre que des habitants du village,
passant d'ambulance en ambulance, vinrent annoncer
l'approche des Prussiens et presser tous les soldats,
que ne retenaient pas leurs blessures, de gagner au plus
tôt la route de Saint-Quentin qui était libre encore.
Ces braves gens n'avaient pas encore quitté l'auberge,
que l'on put entendre distinctement, dans le silence de
la nuit, les coups de sifflet servant de signes de
ralliement aux grand'gardes ennemies qui s'avançaient
dans la direction du village. Pour leur échapper, pour
ne point devenir leur prisonnier, il fallait partir au
plus tôt. Mais partir, c'était abandonner le corps de
Félix, c'était le perdre peut-être à jamais. Les hasards
de la guerre pouvaient empêcher de longtemps ses
parents de se rendre à Vermand ; et alors, retrouverait-
on encore, au milieu de tant de soldats morts, inhumés
à la hâte par des paysans affolés, le corps du malheu-

reux capitaine. Il semblait à Eugène que, pour son
père, pour sa mère, pour lui-même, c'eût été perdre
Félix deux fois que de ne pouvoir le ramener à Bailleul.
Il sentait quelle consolation ce serait pour ses pauvres
parents que de pouvoir prier et pleurer sur la tombe
de leur fils bien-aimé.

Mais il n'y avait pas une minute à perdre. Le frère,
laissant le corps à la garde de l'ami qui avait reçu son
dernier soupir, se met à la recherche d'un véhicule qui
pût le transporter à Saint-Quentin. Ce n'était pas chose
facile, toutes les voitures et la plupart des chevaux du
village avaient été réquisitionnés, et les paysans se
souciaient peu de faire de nuit, si près des avant-postes
ennemis, une route pendant laquelle équipage et con-
ducteur pouvaient être enlevés par les uhlans. Après
bien des démarches infructueuses, la douleur si poi-
gnante du frère de l'officier toucha le cœur d'un
pauvre jardinier. Il offrit un petit tombereau et un
cheval pour le conduire à Saint-Quentin.

Le frère et l'ami portèrent à la hâte le corps sur le
misérable véhicule. Ils enlevèrent l'un des drapeaux
de la Société de la Croix-Rouge qui flottaient sur l'ambulance qu'ils quittaient, le fixèrent sur le devant du
tombereau et se mirent en marche. La nuit était
obscure, l'ami marchait à côté du cheval portant un
falot allumé, tandis que le frère soutenait de la main la
tête de Félix pour lui éviter les heurts trop brusques
occasionnés par les cahots du chemin. Le funèbre cortège arriva à Saint-Quentin vers minuit. En route, il
passa devant le 6e bataillon et devant la compagnie

qu'avait commandée Félix ; un long cri de douleur
sortit de toutes les poitrines et pendant que chacun se
découvrait devant les restes de l'un des plus vaillants
officiers du régiment, ses soldats éclataient en sanglots
en s'écriant : « Adieu capitaine ! adieu notre frère ! »

A Saint-Quentin, M. De Backer, dont le dévouement
fut en ces tristes circonstances au-dessus de tout éloge,
réussit, à force de promesses et de supplications, à se
procurer une voiture. Il voulait partir de nuit pour
gagner Le Cateau avant que la route du Nord ne fût
interceptée par les coureurs ennemis et y mettre en
sûreté le précieux dépôt qu'il s'était promis de ramener
à Bailleul. Il fallut s'arrêter quelques heures dans cette
ville pour mettre en bière les restes mortels de Félix et
se préparer à gagner Bailleul par la ligne du Nord, sur
laquelle la circulation des trains n'était point encore
interrompue. A l'hôpital, où on l'avait déposé, une
bonne sœur de la Providence lava en pleurant le corps
du jeune officier et l'ensevelit en lui laissant l'uniforme
qu'il avait si noblement porté et qui lui allait si bien.
Un ancien condisciple du défunt, l'abbé Charles, alors
vicaire au Cateau, accepta la douloureuse mission de
porter à Bailleul la fatale nouvelle. Il y arriva le 19 au
soir. Il descendit à la cure de St-Vaast et demanda au
vénéré doyen de vouloir bien se charger d'apprendre,
avec tous les ménagements que lui suggérerait son
cœur de prêtre et de pasteur, la mort de leur fils aux
parents du capitaine Cortyl. Il était presque nuit quand
l'abbé Bacquart se présenta dans la salle où Mme Cortyl
et sa fille travaillaient pour les blessés des ambulances,

pendant que leur pensée suivait les deux absents au milieu de leurs dangers et de leurs souffrances. A la vue de leur doyen venant les visiter à une heure aussi avancée de la soirée, toutes deux comprirent qu'un grand malheur les avait frappées. Toutes deux poussèrent un cri de désespoir et la mère, au milieu de ses sanglots, s'écria : « Un de nos enfants est tué ! Dites, monsieur, lequel ?.... tous deux ? »

Le doyen, mêlant ses larmes aux leurs, ne put cacher plus longtemps la fatale nouvelle. Il leur parla du courage, de la générosité, du dévouement, des sentiments si religieux de leur enfant, répétant à ses malheureux parents l'éloge du soldat et du chrétien qui était sur toutes les lèvres comme dans tous les cœurs et qui seul pouvait apporter quelque adoucissement à leur immense douleur.

Le bruit de la mort du capitaine Cortyl se répandit bien vite en ville, la douleur et la consternation furent générales. Félix s'était acquis, par sa bonté, par sa générosité, tant de titres à la reconnaissance des nombreuses familles dont les enfants servaient sous ses ordres que sa mort fut vraiment un deuil public. Le journal de la localité([1]) en reproduisait l'expression émue, lorsqu'il disait : « Félix Cortyl fut un de ces
» hommes de devoir dont le nom ne s'effacera jamais
» du milieu de nous. Longtemps, sa vie retirée nous
» cacha tout ce dont était capable son cœur généreux,
» mais ses brillantes qualités n'en ressortirent qu'avec

([1]) *La Bailleuloise*, numéro du 21 janvier 1871.

» un plus vif éclat, lorsque sa position les mit au grand
» jour. D'abord sous-lieutenant de nos mobiles, l'affec-
» tion de ses soldats le fit choisir comme capitaine, et,
» dès lors, toujours fidèle à ceux qu'il appelait si bien
« ses hommes », il ne songea plus qu'à se dévouer pour
» eux. Sobre, vigilant, ferme et droit dans toute sa
» conduite, il avait su réunir toutes les qualités qui
» distinguent le soldat et surtout le capitaine; il se
» sacrifiait pour ses hommes et ses hommes à leur
» tour lui avaient voué tout leur amour, amour qu'ils
» auraient prouvé par le sacrifice de leur vie. Tel était
» comme soldat le capitaine Cortyl; il aimait ses
» hommes qu'il savait commander et il en était aimé;
» il souffrait gaîment avec eux les privations d'une
» campagne pénible (j'allais dire affreuse); son courage
» ranimait ses soldats abattus, qui voyaient leur digne
» chef de 23 ans mordre, comme eux, le pain durci par
» la gelée et le tremper dans la neige fondue ou dans le
« rare verre d'eau-de-vie distribuée aux soldats. Oui
» notre capitaine était aimé : les larmes et les sanglots
» qui éclatèrent dans tout le bataillon, à la nouvelle de
» sa mort, lui ont rendu un témoignage d'amour qui
» ne s'exprime pas par des paroles.
  » Mais si le capitaine Cortyl était apprécié comme
» soldat, il n'était pas moins admiré comme chrétien.
» Une éducation solide et religieuse avait fait germer
» dans son cœur des sentiments d'une foi vive et sin-
» cère : ses convictions intérieures le portaient, chaque
» fois avant le combat, à aller implorer le pardon de
» ses fautes, et le jour où la mort l'a frappé, on avait

» remarqué l'attitude grave et recueillie avec laquelle
» il avait reçu l'absolution générale donnée sur le
» champ de bataille.

» Aujourd'hui, Félix Cortyl n'est plus ; la mort en
» l'enlevant à sa famille éplorée et cependant résignée,
» a enlevé à toute notre ville l'ami de ses enfants.
» Durant son séjour parmi eux, que de douleurs, que
» de misères il a soulagées. A lui donc les regrets, les
» larmes de reconnaissance et d'amour qu'il a mérités
» de toutes nos familles, car il n'est pas un de nos
» mobiles bailleulois qui n'ait été aimé, secouru, sou-
» lagé par notre brave capitaine Félix Cortyl ! »

Le 20 janvier ses restes mortels arrivaient à Bailleul.
« Quand ils parvinrent sous le vestibule de la maison
» paternelle, la malheureuse mère, le pauvre père, la
» sœur (¹) qu'on n'avait pu retenir, s'élancèrent au-
» devant du cercueil. Aussitôt ils le firent transporter
» au salon, transformé en chapelle ardente et voulurent
» voir et embrasser le bien-aimé martyr. A l'ouverture
» de la bière, ils se jetèrent sur le corps inanimé de
» Félix et baisèrent mille fois son visage où semblaient
» se jouer encore les grâces de la vie. Ils ne se lassaient
» point de le contempler. » A peine avait-on éloigné un
moment de la couche funèbre la mère et la sœur qu'elles
suppliaient les parents, qui étaient venus mêler leurs

---

(1) Mlle Marie Cortyl, frappée au cœur par la mort si tragique de son
frère et par celle de son père qui le suivit de si près, voua à ses chers
morts, qu'elle avait tant aimés, un culte qui l'absorba toute entière. Elle
ne vécut plus que pour Dieu, pour sa mère et pour les pauvres, qu'elle
aimait à secourir au nom de ceux qui n'étaient plus et auxquels Dieu la
réunit le 18 août 1873.

larmes aux leurs, de les laisser s'agenouiller encore
auprès du cercueil. « Laissez-nous, disaient-elles, prier
» près de Félix! Lui seul peut nous consoler! » La
sereine beauté répandue sur ses traits semblait marquer
que l'âme qui les avait animés, purifiée par l'oblation
volontaire de sa vie, jouissait déjà du bonheur des
élus. En le contemplant, en le priant, car elles se sur-
prenaient à l'invoquer comme un martyr, elles trouvaient la force d'accepter leur malheur. A leurs larmes,
à leurs prières vinrent se joindre bientôt celles du plus
jeune frère de Félix. Les exigences de ses études
n'avaient point permis à Albert de partager sous le toit
paternel les angoisses de ses parents. La fatale nouvelle
était venue le surprendre à Marcq où il terminait son
éducation et le jeter éperdu au pied de la couche
funèbre d'un frère qu'il adorait.

Le lundi 23 janvier, la ville entière et une foule
innombrable venue des cités et des villages voisins
rendait au capitaine Cortyl les derniers devoirs. « Le
» deuil était public; la désolation se lisait sur tous les
» visages, les sanglots éclataient de toutes parts sur le
» passage du cortège funèbre. » Les gardes mobiles,
que la maladie avait momentanément éloignés de
l'armée et qui étaient en convalescence dans leurs
familles, ne voulurent laisser à personne l'honneur de
porter les restes mortels de leur capitaine. La garde
nationale de Bailleul et la compagnie des pompiers
formaient la haie; des députations des gardes nationales
de toutes les communes environnantes suivaient le
corps. Sur la tombe, M. Behaghel, commandant de la

garde nationale, se faisant l'interprète de la population bailleuloise, dit un dernier adieu au vaillant enfant qu'elle venait de perdre.

« Il y a peu de temps, un jeune homme plein de
» santé, de courage et d'avenir, quittait notre ville pour
» aller combattre l'invasion prussienne. Animé de sen-
» timents nobles et généreux, insouciant des dangers
» de la guerre, il s'arrachait aux étreintes d'une famille
» que jusqu'alors il n'avait guère quittée, pour aller se
» ranger sous le drapeau de la France, et aider à
» défendre le sol sacré de la patrie. Pourquoi faut-il
» que déjà une tombe s'ouvre pour lui ? Pourquoi
» faut-il que la mort vienne arrêter inopinément une
» carrière qui s'ouvrait sous les plus beaux auspices ?

» Félix-Marie Cortyl, né à Bailleul le 16 juin 1847,
» partit avec la compagnie de la garde nationale mobile
» du canton nord-est de Bailleul, lorsque les premiers
» désastres de nos armées firent appeler sous les dra-
» peaux toutes les forces vives de la France. Modeste
» dans ses prétentions il fut d'abord simple soldat, mais
» l'aménité de son caractère et son aptitude remar-
» quable pour le métier des armes lui valurent bientôt
» le grade de sous-lieutenant et peu après les suffrages
» unanimes de ses camarades l'appelèrent au comman-
» dement de sa compagnie. C'est alors que les qualités
» éminentes du jeune capitaine se firent voir dans tout
» leur éclat; sobre pour lui-même, sa préoccupation
» constante était pour le bien-être de ses soldats, qui lui
» avaient voué tous une affection et une reconnais-
» sance sans bornes.

» Après un court séjour dans quelques villes, l'ap-
» proche de l'ennemi qui menaçait nos provinces du
» Nord, l'appela bientôt sur le champ de bataille, et la
» confiance de ceux qui l'avaient choisi pour leur chef
» ne fut point trompée. Félix Cortyl, qui ne connaissait
» pas la peur, se montra brave jusqu'à la témérité, et
» se distingua tout particulièrement le 3 janvier à la
» bataille de Bapaume, où sa vaillante conduite fut
» remarquée par ses supérieurs. Un si beau début
» pouvait lui faire espérer de nouveaux succès, et lui
» faire concevoir les plus brillantes espérances ; mais
» la Providence dont les décrets sont impénétrables en
» avait, hélas ! décidé autrement.

» Le 18 janvier, l'armée du Nord qui avait pris
» l'offensive, s'était emparée de Saint-Quentin, la
» bataille était terminée, le feu qui avait duré toute la
» journée était éteint, et le capitaine Cortyl avec sa
» compagnie passant près d'un bosquet, manifestait sa
» satisfaction de voir que ses hommes avaient été épar-
» gnés par les projectiles des Prussiens, lorsque la balle
» d'un assassin (car on ne saurait qualifier autrement
» un ennemi qui n'a pas le courage de se montrer, et
» qui attend froidement sa victime), vint le frapper à
» la tète et l'étendit sans connaissance sur le sol. Ses
» camarades s'empressèrent de le relever ; il n'était pas
» mort, mais tout secours était inutile. Il ne restait
» plus au prêtre dévoué qui accompagne nos braves
» enfants qu'à remplir sa pénible mission, et bientôt ce
» jeune et valeureux officier rendait sa belle âme à Dieu
» après une pénible agonie et de cruelles souffrances.

» D'un caractère franc et loyal, le capitaine Cortyl
» était adoré des hommes qu'il commandait et auxquels
» il savait faire observer la plus stricte discipline, tout
» en restant leur meilleur camarade. Sa générosité
» était sans bornes, et il alla jusqu'à se dépouiller du
» nécessaire pour le donner à ses soldats qui souffraient
» des rigueurs de la saison. Aussi son souvenir, j'en ai
» la certitude, restera toujours dans nos familles bail-
» leuloises, dont la plupart des enfants ont été tant
» aimés par lui ; et le noble usage qu'il savait faire de
» sa fortune ne s'effacera jamais de la mémoire de ceux
» qui en ont reçu les bienfaits.

» Qu'ajouterai-je encore ? Cette famille éplorée, la
» profonde émotion qui règne dans cette nombreuse
» assistance, n'expriment-ils pas mieux que je ne
» pourrais le dire, combien Félix Cortyl est regretté
» de tous ceux qui l'ont connu, et la part bien grande
» que nous prenons tous à la mort prématurée de ce
» noble et brave enfant de Bailleul.

» Puisse cet hommage à sa mémoire adoucir la dou-
» leur immense d'un père, d'une mère, de toute une
» famille si cruellement éprouvée. Que l'exemple de
» cette courte carrière si bien remplie, ranime le cou-
» rage de tous ceux qui souffrent pour la patrie, que
» ce sang si généreusement versé ainsi que celui de
» tant d'autres martyrs rejaillisse sur notre pauvre
» France, et la purifie du contact de ces hordes bar-
» bares qui ne sèment sur leur passage que la déso-
» lation et la ruine et qui seront la honte éternelle de
» l'humanité.

» Adieu Cortyl ! Adieu enfant bien-aimé et à jamais
» regretté de notre population tout entière. Adieu
» brave capitaine ; pour une vie meilleure, au revoir ! »

Le capitaine de Swarte voulut aussi, au nom du
6ᵉ bataillon où il servait avec Félix, dire sur sa
tombe quels étaient les regrets de tous ses compagnons
d'armes, quel était le vide que sa mort créait dans le
corps des officiers.

« Je ne voudrais pas laisser se fermer cette tombe
» sans adresser un dernier adieu à celui qui a succombé
» sur le champ de bataille. Une voix plus autorisée
» que la mienne vous le disait. Dès le début de la cam-
» pagne, Félix Cortyl a fait preuve de l'abnégation la
» plus complète, du dévouement le plus généreux.
» Sans mesurer les chances de la guerre, il y a vu une
» question d'honneur et comme telle l'a abordée avec
» enthousiasme. Aussi devint-il en quelques jours le
» plus brave soldat et le meilleur officier du bataillon.
» Sa compagnie le chérissait ; elle n'oubliera jamais la
» bonté qu'il témoignait à chacun de ses soldats.

» Je dois le dire sur ce cercueil avant qu'il soit ravi
» à nos regards ; pour nous, cette terre n'est plus une
» tombe, c'est le temple d'un martyr, le rendez-
» vous de la bravoure. Au nom de ce qui reste du
» 6ᵉ bataillon, adieu Félix, toi que nous avons tant
» aimé ! »

Le 4 février 1872, les officiers du 6ᵉ bataillon et les
gardes mobiles des deux cantons de Bailleul se réunirent
pour assister à un service funèbre célébré en mémoire
du capitaine Cortyl. A cette occasion, l'un de ses anciens

compagnons d'armes écrivit les lignes suivantes ([1]) :
« Nous n'essayerons point de rappeler le dévouement
» et la générosité de celui qui fut pour nous tous
» un ami ; chacun se souvient du deuil général qui
» accueillit cette fatale nouvelle : *Cortyl est mort !*....
» Nous avons vu les larmes que répandirent sur sa
» tombe tous ceux qu'il avait si bravement conduits
» au combat. Confondus l'an dernier dans la même
» tristesse, nous devions nous trouver réunis cette
» année dans un même souvenir.

» Après le service religieux chanté à la vaste église
» St-Vaast, qui était trop petite pour contenir l'assis-
» tance recueillie accourue de tous les points pour
» rendre un hommage si mérité au patriotique enfant
» de Bailleul, officiers et soldats se sont rendus au
» cimetière, où M. Duhamel, ancien commandant du
» 6e bataillon, a prononcé, sur la tombe du capitaine
» Cortyl, les paroles suivantes :

» Mon brave Cortyl,
» Les officiers du 6e bataillon ont voulu te consacrer
» un souvenir !

» Interprète fidèle de leurs sentiments, je viens en
» leur nom te témoigner toute notre admiration pour
» ta noble et patriotique conduite, alors que tout en
» France semblait désorganisé et condamné à périr.
» Non, la France n'avait plus au cœur ces généreuses
» illusions qui animaient notre armée au début de cette
» guerre si malheureuse et en même temps si meur-

[1] L'*Indicateur d'Hazebrouck* du 4 février 1872.

» trière. Nos bataillons terrassés par une nation pré-
» parée de longue main à nous vaincre étaient traînés
» en captivité, laissant leurs frères couchés sur les
» champs de bataille de nos défaites.

» Tout semblait perdu, et malgré cela, mon cher
» Cortyl, toi, le brave entre les braves, tu n'as jamais
» senti le découragement s'emparer de toi, tu n'as
» jamais eu en vue qu'un seul but à atteindre : t'effor-
» cer par ton courage personnel d'aider à relever la
» France de l'abîme où elle était plongée. Lorsque sur-
» vinrent ces sanglantes journées de Saint-Quentin,
» debout à ton poste, nous te voyions le premier à
» tenter un suprême effort.

» Hélas ! pourquoi devons-nous aujourd'hui t'adresser
» sur une tombe les hommages et les félicitations que
» tu as su si bien mériter ? Pourquoi faut-il qu'à la
» dernière heure du combat et pour ainsi dire au der-
» nier jour de cette funeste guerre tu aies succombé
» victime de ton dévouement et de ton énergie ?

» Martyr de ton amour pour la France, tu voulais
» du moins sauver son honneur et relever son drapeau,
» puisqu'il ne nous était plus donné de reconquérir ce
» que nous avions perdu.

» Honneur donc à toi ! Reçois cette couronne, faible
» gage de nos sentiments et de notre amitié. Ton sou-
» venir, sois-en sûr, restera toujours vivant parmi
» nous.

» Adieu, mon brave Cortyl, adieu ! »

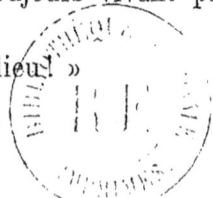

IMPRIMÉ PAR L. DANEL,

A LILLE.

www.ingramcontent.com/pod-product-compliance
Lightning Source LLC
Chambersburg PA
CBHW070910210326

41521CB00010B/2119